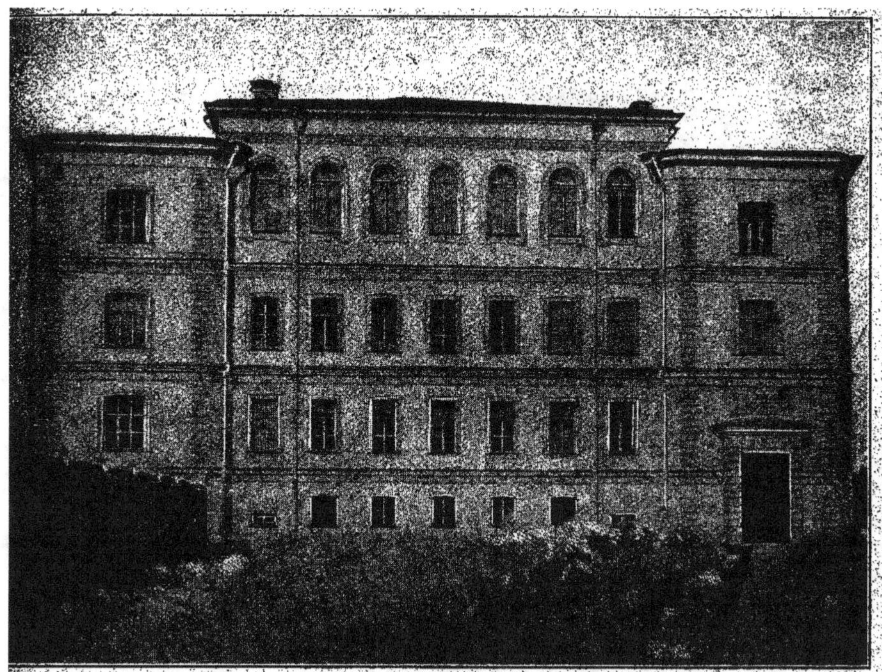

Institut Anatomo-Pathologique de l'Institut de Médecine pour Femmes.

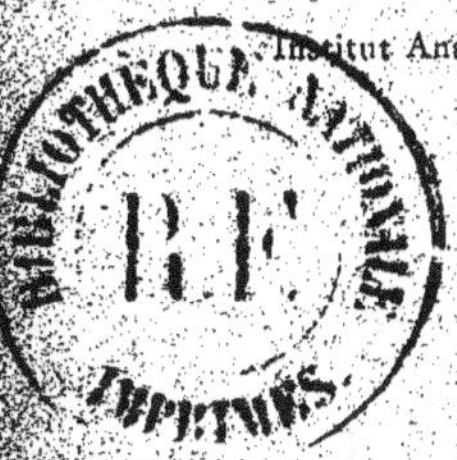

APERÇU

sur

l'Instruction Médicale des Femmes en Russie.

IMPRIMERIE R. GOLICKE.

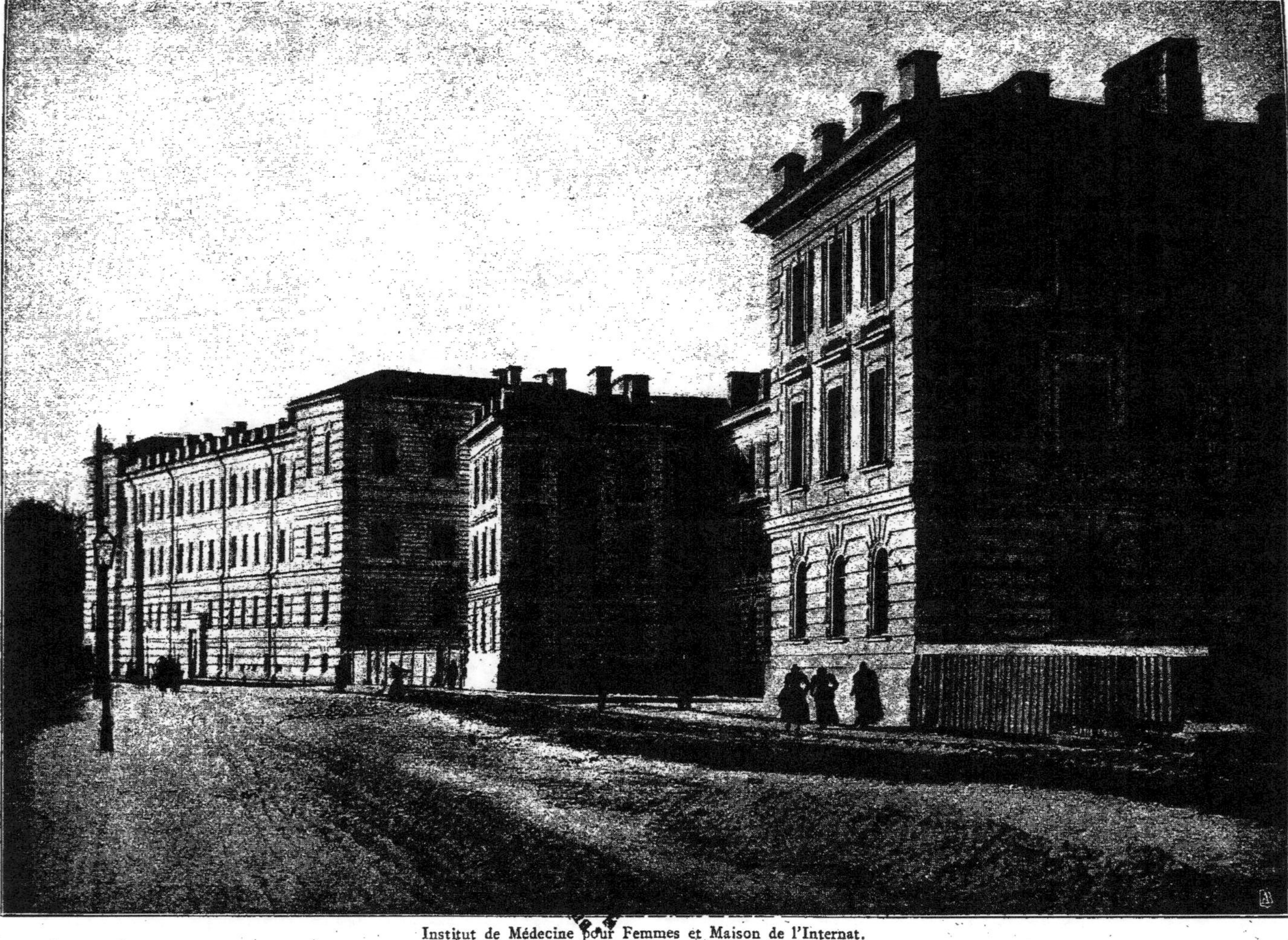

Institut de Médecine pour Femmes et Maison de l'Internat.

Aperçu sur l'Instruction Médicale des Femmes en Russie.

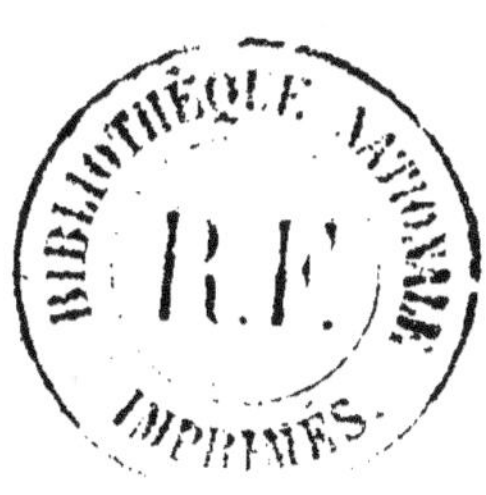

La revendication des droits de la femme se résume en somme à deux clauses:

1) Obtenir un libre accès aux études;

2) Obtenir un libre accès au travail —

— droits que les hommes refusent encore de partager équitablement avec les femmes.

Les éléments de l'instruction médicale des femmes datent en Russie de l'année 1757.

D'après une décision de la «Chambre Médicale» dont le directeur était alors Mr Kondoïdi, les sage-femmes furent invitées à suivre des Cours d'Anatomie, d'Obstétrique Chirurgicale, ainsi que de quelques autres sciences médicales.

Après avoir suivi ces études, les plus capables de ces élèves furent nommées à des places de «Sage-femmes Expertes» à Pétersbourg et à Moscou et durent donner des expertises dans les procès concernant les attentats à la pudeur, le viol et autres cas de médecine légale.

Ce n'est pas que les accoucheurs même alors vinssent à manquer, mais l'opinion publique de cette époque préférait que l'expertise des femmes, et sourtout des filles, se fit par des femmes-accoucheurs.

La première moitié du XIXme siècle ne fut guère propice au perfectionnement des études médicales des femmes, et les tentatives de la «Chambre médicale» du siècle passé furent négligées et oubliées.

Ce n'est que dans l'année 1859/60 qu'il se produisit un certain mouvement à ce point de vue.

Toute la jeunesse russe, tant masculine que féminine, commença à cette époque à témoigner un vif intérêt pour l'étude des différentes branches de la science, et principalememt pour les sciences naturelles, qui possédaient de si brillants représentants dans différents pays de l'Europe.

La première demande officielle faite par une femme russe voulant être admise aux cours de médecine dans l'une de nos universités de province, date de l'année 1861.

La faculté de médecine en question ne pût se décider à admettre sur l'heure, cette étudiante d'un autre sexe, vu la nouveauté du fait, et s'en reporta au Ministre de l'Instruction Publique. Celui-ci fut également perplexe, et ne voulant pas refuser net, demanda l'avis du Conseil Médical, — instance supérieure pour les questions médicales en Russie.

Dans sa séance du 21 Mars 1861, le Conseil Médical répondit qu'il ne voyait pas d'inconvénient à admettre la postulante aux cours de médecine universitaires, à la condition de remplir toutes les formalités obligatoires pour les étudiants du sexe masculin.

Plusieurs autres Universités partagèrent cette manière de voir du Conseil Médical. Vers cette époque d'autres demandes analogues survinrent, et plusieurs autres femmes demandèrent à être admises aux cours universitaires de mathématique, de jurisprudence et de médecine.

Pendant que ces suppliques étaient examinées et commentées, plusieurs jeunes femmes furent admises ou plutôt tolérées aux cours de médecine de l'Académie Médico-Chirurgicale de St.-Pétersbourg, dès l'année scolaire 1861/62. En 1862/63 le nombre des femmes suivant les cours s'accrût notablement.

Se proposant d'examiner la question en principe, et de nommer à cet effet une commission, l'administration jugea nécessaire de refuser aux femmes l'accès des salles de l'Université et de l'Académie de Médecine (hiver 1863/64).

2

C'est alors que commença la migration des jeunes filles russes dans les Universités et les écoles de médecine de l'étranger. Les Universités de Zurich, de Berne, de Genève et de Paris donnèrent pendant de longues années une large hospitalité à toutes celles qui voulurent étudier la médecine.

Le 2 Décembre de l'année 1867, Melle Nadine Souslowa fut la première en Russie, qui obtint ses diplômes de docteur en médecine, après avoir brillament soutenue une thèse inaugurale à l'Université de Zurich.

L'année suivante (décembre 1868) une autre femme russe, Mme Kochéwarowa Roudnéwa obtint un diplôme de Docteur en Médecine à l'Académie de St.-Pétersbourg, où elle seule avait été autorisée de continuer et terminer ses études, vu ses capacités vraiment extraordinaires, et un engagement qu'elle avait prise, d'exercer la médecine dans les terres Baschkires, dont les femmes ne peuvent être traitées par des médecins du sexe masculin.

L'exemple et la réussite de ces deux femmes courageuses ne fit que stimuler le zèle de celles qui voulaient étudier, et accrût le nombre de celles de nos compatriotes qui s'adonnèrent à l'étude de la médecine à l'étranger.

Dans le but de donner une issue régulière à cette soif de s'instruire qui semblait avoir envahie la jeunesse féminine, et leur donner la possibilité de satisfaire à ce désir dans leur pays, un plan d'études médicales pour femmes fut élaboré en 1867 par le Dr N. Kosloff *) et présenté au ministre de l'Instruction Publique, le comte D. Tolstoï.

Ce projet d'études, tout en étant pareil aux cours faits par les étudiants en médecine, devait être séparé de ces derniers, c'est à dire que les étudiantes suivraient leur cours séparément des étudiants du sexe masculin. La question resta en suspens pendant 2 années, le comte Tolstoï ne donnant pas de réponse; finalement il refusa son consentement.

Le plan détaillé d'un cours complet d'études médicales pour femmes fut élaboré par les Professeurs de l'Académie de Médecine Roudnew et Florinsky, et les docteurs Pierre Gagarine et Benjamin Tarnowsky, et rédigé par le Dr Nicolas Kosloff.

Quelques mois plus tard, en Décembre 1867, à l'époque du Congrès des Naturalistes russes, Mme Eugénie Konradi présenta au nom du président du Congrès, M^r le professeur Kessler, une supplique, demandant l'organisation de cours universitaires réguliers, exclusivement pour femmes désirant s'instruire. Ces cours devaient se tenir à l'Université de St. Pétersbourg, aux heures où les salles étaient libres, les leçons des étudiants étant terminées. Quoique cette demande ne fut pas réalisée sur l'heure, néanmoins elle donna lieu à d'autres démarches, qui après de nombreuses transformations aboutirent aux Cours Supérieurs pour Femmes, sous la direction du professeur Bestougeff. Actuellement les cours supérieurs pour femmes représentent une institution importante, possédant plusieurs maisons, de vastes laboratoires, une maison d'internat pour les étudiantes arrivées de province, et compte actuellement près de 900 élèves.

Pour en revenir à l'instruction médicale des femmes, comme nous venons de le dire les premiers pas échouèrent; le Dr Kosloff, homme énergique et convaincu, chercha un autre moyen d'arriver au but, et revint à la charge par un autre chemin.

En l'année 1869/70 une question spéciale était mise à l'ordre du jour du Conseil Médical dont le Dr Kosloff faisait partie — notamment celle de l'insuffisance de l'instruction obstrétricale des sage-femmes, et de l'urgence de perfectionner cette instruction.

Saisissant cette occasion, le docteur Kosloff de concert avec deux de ses confrères, membres du dit Conseil, les professeurs Zdékauer et Krassowsky présentèrent un rapport d'après lequel deux classes de sage-femmes seraient dorénavant établies:

1) Les sage-femmes ordinaires dont l'instruction se limiterait à celle qui s'obtient généralement aux cours établis dans les maisons de Maternité.

2) Les accoucheuses instruites — qui recevraient un instruction médicale complète, conforme en tout point à celle que reçoivent les étudiants en médecine, avec, en plus, des notions toutes spéciales sur la science des accouchements, la gynécologie et la pédiatrie.

Ce rapport contenait un plan d'enseignement médical complet; les cours pour femmes, séparément des étudiants du sexe masculin se tiendraient à l'Académie de Médecine, ainsi que dans les facultés de médecine des Universités de province.

Parmi les hauts fonctionnaires qui dûrent donner leur avis sur la question de l'opportunité des cours de médecine pour femmes, il y eut un certain nombre qui se prononcèrent contre ce mouvement et le condamnèrent à titre d'essai inutile, et subversif; ils avancèrent que toute aspiration de la femme vers des idées et des occupations nouvelles les éloigneraient nécessairement de leur foyer domestique, leur donneraient des goûts d'indépendance et porteraient préjudice à l'institution de la famille, qui est la destinée principale de la femme.

Mais dans ce courant d'idées contraires ce furent les idées humanitaires et généreuses si répandues pendant le règne d'Alexandre II qui prévalurent.

Précisément à cette époque, la fille d'un Ingénieur Melle Lydie Rodstwennaja *), offrit une somme de 50.000 Rbl. pour subvenir à l'aménagement des cours projetés. Le général D. Miloutine était alors ministre de Guerre, et avait sous sa dépendance l'Académie de Médecine dont le Président était M^r le Dr N. Kosloff. Le général Miloutine soumit à l'Empereur Alexandre II le plan des Cours de Médecine pour femmes, en en démontrant l'utilité: l'augmentation de l'aide médicale, insuffisante dans les provinces, contribuerait à diminuer la mortalité des femmes en couches, des nouveau-nés, et des enfants de la première année, dont la mortalité est considérable; enrayement de la migration toujours croissante des jeunes filles russes vers les Universités de l'étranger; la donation de Melle Lydia Rodstwennaja permettait d'adapter les dits cours à l'Académie de Médecine, sans aucune nouvelle dépense surchargeant le budget de l'Etat. Les cours furent décretés à titre d'essai pendant une période de 4 années embrassant un enseignement médical complet. L'Empereur Alexandre II apposa sa signature le 6 Mai 1872, et le 2 Novembre de la même année 1872 — les cours furent inaugurés. Un bâtiment faisant partie de l'Académie de Médecine, dans l'ancienne Clinique d'Accouchement, fut adapté pour quelques uns des cours de théorie, comme par exemple l'histologie, la physique; — c'est là que fut installé le bureau de l'Inspectrice des cours, Mme Maria Grigoriewna Yermolowa, veuve

---

*) Actuellement mariée au Général Schaniawsky; tous deux continuent à donner de fortes sommes pour l'instruction médicale des femmes.

du Général Yermolow, qui voulut bien se charger de cette tâche difficile, qu'elle remplit pendant plusieurs années avec un courage, une présence d'esprit et une abnégation au dessus de tout éloge.

Une condition indispensable à l'admisson aux cours, était un brevet correspondant au baccalauréat sauf la langue latine, qu'on n'enseignait pas dans les gymnases pour femmes. Mais dès la seconde année des cours de médecine, la langue latine fut introduite dans le programme des cours et les étudiantes s'y adonnèrent avec zèle et succès.

Selon la décision première, les cours devaient durer quatre ans, et les études se répartissaient ainsi:

I Cours. Phisique, Chimie, Botanique pharmaceutique. Anatomie de l'homme normale. Hystologie.

II. Anatomie descriptive et salle de dissection. Hystologie pratique. Chimie organique. Physiologie. Pharmacologie. Cours de Diagnostique (ausculation). Langue Latine.

III. Anatomie pathologique et hystologie. Cours d'Obstétrique. Cours de Gynécologie. Cours de Pédiatrie. Chirurgie et les Cliniques correspondantes. Maladies internes. Cours d'opthalmologie. Cours d'hygiène.

IV. Cours de Chirurgie obstétricale. Chirurgie opératoire. Cours des maladies mentales et nerveuses et Cliniques. Clinique des maladies des yeux. Cliniques: d'accouchement, de gynécologie, de pédiatrie, des maladies de la peau; Clinique de Syphilidologie. Aperçu sur la médecine légale.

Dès la première année environ 90 étudiantes firent partie du 1^r Cours. La seconde année furent reçues 89 élèves, la 3me — 88 et la 4me — 93 étudiantes. Pour passer d'un cours au cours suivant, il fallait subir un répétitorium à la fin du 1^r semestre scolaire en Décembre, et un examen de passage au cours suivant au mois de Mai. Les études commençaient en Septembre.

A l'expiration des 4 premières années, en 1876, les cours furent transférés à l'hôpital militaire Nicolas, contenant de 800 à mille malades. Une aile de ce vaste hôpital fut spécialement aménagé au point de vue de cette nouvelle institution. Mr Kosloff, devenu Inspecteur général du service militaire de Santé, annexa à l'hôpital un nouveau batiment — un théâtre anatomique avec amphithéâtre et salle de dissection, grâce à une nouvelle donation de Mme Lydie Schaniawsky (née Rodstwennaya). On aménagea dans l'hôpital même des salles de conférences, des laboratoires physiques, chimiques, physiologiques; on organisa de nouvelles cliniques: dans des pavillons à part — une clinique pour les maladies mentales, une autre pour les accouchements. Cette dernière étant insuffisante pour le nombre des élèves, ces dernières suivirent en plus des cours d'accouchement et de gynécologie dans la Maison d'accouchement de Marie — dirigée par le prof. Martin Horwitz.

Dans le but d'élargir leurs études cliniques, les étudiantes furent admises dans d'autres hôpitaux encore, tels que: l'hôpital Oboukhow — pour les maladies internes; l'Hôpital des Enfants dirigé par le Dr Rauchfuss; l'Hôpital de Kalinkine pour les femmes vénériennes etc.

La direction des Cours fut confiée au Dr Wiltschkowski médecin en chef de l'Hôpital Nicolas.

Mme Yermolowa consentit à rester Inspectrice pendant encore quelques années, et se choisit des adjointes.

A l'expiration des premières 4 années «d'essai», les Cours obtinrent une 5me année supplémentaire, ce qui établissait une analogie complète avec l'instruction médicale des étudiants du sexe masculin, sauf la médecine légale dont l'enseignement restait abrégé, et le cours d'épizootie qui était supprimé. En revanche, certaines études comme celles d'accouchement, de gynécologie, d'obstétrique opératoire, de pédiatrie étaient notablement amplifiées.

Une fois transférés à l'hôpital Nicolas, les cours devinrent une institution indépendante de l'Académie et reçurent le nom de «Cours de médecine pour femmes». (Wratchebnii genskii koursi).

Mais les professeurs de l'Académie ne cessèrent pas de faire travailler les étudiantes et continuèrent leurs leçons à l'hôpital Nicolas. Partant du principe que toute instruction médicale doit avoir pour base des connaissances solides et approfondies dans les diverses branches de la médecine, qu'au contraire — le manque d'une instruction humanitaire, un enseignement incomplet, un programme écourté n'ont pour résultat que des notions superficielles et aboutissent au charlatanisme, — les professeurs, d'un accord tacite, ne différèrent en rien dans leur enseignement, des cours complets qu'ils faisaient aux étudiants du sexe masculin. C'est une justice à rendre aux professeurs de l'Académie de médecine, et une éternelle reconnaissance que leur vouent les femmes médecins, pour avoir établi de prime abord l'enseignement médical des femmes dans ce sens.

La guerre Serbo-Turque éclatant au printemps 1877 surprit les élèves du 5me cours, avant la fin de leurs études, juste au moment où elles se préparaient à l'examen final. Une trentaine d'étudiantes de 5me année obtinrent l'autorisation de s'enrôler en qualité d'aide de médecins et partirent pour la Bulgarie avec les convois de la Croix Rouge. Ce fut la première application pratique de leurs études, et il faut le reconnaître, elles s'en acquittèrent avec beaucoup de zèle et de succès. Six mois après, en février 1878 l'Inspecteur en Chef du service médical de l'armée écrivait au Chef de l'Etat major de l'Armée effective: «les élèves des cours de médecine pour femmes qui furent envoyées à l'armée effective dès le commencement de la guerre, se distinguent par un zèle étonnant, un savoir faire conscient, du calme et de la présence d'esprit au dessus de tout éloge; elles se rendent très utiles dans les hôpitaux et prodiguent aux blessés des soins entendus au double point de vue chirurgical et thérapeutique. Le travail plein d'abnégation de ces femmes, au milieu de dangers réels, de privations de toute sorte, l'épidémie du typhus dont plusieurs d'entre elles furent atteintes — tout cela prouve combien les femmes médecins peuvent être utiles auprès des blessés et méritent d'être encouragées». Dans la gazette de Turquie, qu'on ne saurait soupçonner de partialité envers la Russie, nous trouvons une correspondance d'Adrianople, qui décrit l'assistance médicale russe et ajoute: «C'est la première fois que l'on voit des femmes médecins admises dans une armée, et il est juste de dire qu'elles se sont montrées dignes des éloges qui leur ont été prodigués».

A la fin de la guerre, celles des étudiantes qui avaient pansé les blessés sur le champ de bataille furent décorées.

A la fin du 5me cours, en automne 1877, le conseil des professeurs élabora les programmes de l'examen final, devant précéder l'entrée dans la clientèle des femmes médecins. Ces examens, correspondant à ceux que subissent les étudiants pour obtenir le titre de médecin, eurent lieu l'hiver 1877/78 devant un jury de professeurs de l'Académie de Médecine et de l'Université, de membres du Conseil Médical, et de médecins en chef des hôpitaux, et donnèrent des résultats très satisfaisants; 60 élèves reçurent le titre de femmes médecins. Quelques unes d'entre elles restèrent à St.-Pétersbourg et devinrent externes d'hôpitaux; la majorité prit des places de médecin de province et de campagnes dans le zemstwo.

A partir de l'année 1872 à 1879 la position sociale de 718 élèves se repartissait comme suit:

Femmes et filles de fonctionnaires . 30,7%
» de marchands . . 17,3%
» de militaires . . 13,4%
» d'écclesiastiques . . 7,4%
» de médecins . . . 5,2%
Rentières 2,5%
Etrangères 1%
Femmes et filles de soldats 1,6%
Filles de paysans 1,1%
Filles d'ouvriers 0,5%

Sur un chiffre de 912 élèves nous avons
Demoiselles . . . . 712 = 89,4%
Femmes mariées . . . . 71 = 9%
Veuves . . . . 13 = 1,6%
Se marièrent durant leurs études 116 = 15,9%

Pendant une période de 10 années que subsistèrent les cours, ils comptèrent en tout 959 élèves.

En l'année 1881 le général Wannowsky fut nommé ministre de la guerre.

Il fut décidé, que les cours de médecine pour femmes ne pouvaient plus occuper un hôpital militaire, ni faire partie du ministère de la guerre, et devraient dorénavant dépendre d'un autre Ministère, soit du Ministère de l'Instruction Publique, soit du Ministère de l'Intérieur. Cette décision équivalait à supprimer les cours, la partie civile ne possédant pas de faculté de médecine à St.-Pétersbourg, et l'Académie militaire de médecine étant l'unique école des sciences médicales.

A la date du 5 Août 1882, le Général Wannowsky publia un décret, d'après lequel les cours de médecine pour femmes de l'hôpital Nicolas étaient résillés, les nouvelles élèves n'étaient plus acceptées; toutes celles qui étudiaient conservaient le droit d'achever leurs études. En 1886 les dernières étudiantes achevèrent leur cours et l'institution des cours de médecine pour femmes fut liquidée. Les laboratoires, les cabinets d'histoire naturelle, de botanique, tous les instruments des cabinets de physique, de physiologie, tout fut transporté à l'Académie de Médecine avec promesse de restitution en cas de réorganisation des Cours.

Après avoir existé de facto 15 ans — les Cours furent supprimés définitivement en 1886.

Les 9 années qui suivirent furent un temps de dure épreuve. Un groupe d'anciens professeurs, les donateurs, et quelques fidèles adeptes de l'instruction médicale des femmes, — travaillèrent avec zèle pour ne pas laisser périr les Cours, et n'épargnèrent ni les démarches, ni les pétitions en haut lieu.

Prévoyant de fortes dépenses indispensables pour créer une nouvelle partie médicale civile, le Ministre de l'Instruction Publique, tout en sympathisant à la question, hésitait de se charger d'une nouvelle institution. Pour ce qui est du Ministre de l'Intérieur, à l'enquête qui lui fut adressée il répondit, qu'il avait une surabondance de médecins qu'il ne trouvait pas à placer, que par conséquent il considérait complètement inutile de se charger d'une nouvelle institution médicale, qui ne ferait qu'accroître la surabondance de médecins sans places.

On fit également une enquête à la Municipalité de la ville de St.-Pétersbourg, sous l'administration de laquelle devaient passer les hôpitaux civils de la ville. La réponse de la Municipalité fut favorable: si les hôpitaux civils passaient sous sa dépendance elle accueillerait les Cours de Médecine pour femmes dans ses hôpitaux et même fixerait un revenu annuel de 15.000 R. pour contribuer à l'entretien des Cours, en échange d'un service gratuit—un stage des étudiantes de la dernière année dans les hôpitaux.

Pour faire cesser l'indécision qui régnait sur cette question, l'Empereur Alexandre III voulut bien, à la date du 19 Novembre 1882, nommer une Commission qui devait remanier complètement la question de l'instruction médicale pour femmes. Cette commission, sous la présidence du Ministre de l'Intérieur, avait pour membre le Ministre de l'Instruction publique, le Gérant en chef des Institutions de S. M. l'Impératrice Marie, et le grand Procureur du Synode. Cette commission décida qu'il n'y avait nullement lieu d'encourager l'instruction médicale des femmes.

Qu'on pouvait au plus la tolérer pour celles, qui voudraient se consacrer exclusivement à l'étude des maladies de femmes et celles des enfants, dans une institution spéciale, qui serait défrayée par des ressources privées. Ces cours ne dureraient que 4 années, et les élèves qui termineraient leurs études recevraient le titre d'accoucheuses à brevet supérieur, «outschennaja accoucherka».

Au mois de Février 1883 une nouvelle commission fut nommée sous la présidence du prince M. Wolkhonsky, adjoint du ministre de l'Instruction Publique; elle eut pour mission d'élaborer un plan d'études d'un Institut de Médecine pour femmes.

Parmi les membres de la nouvelle commission figuraient les anciens professeurs des cours, des membres du Conseil Médical, des membres du Conseil du Ministère de l'Instruction publique; des sommité du monde médical y furent également invitées comme collaborateurs. La commission eut de nombreuses séances; souvent les opinions divergèrent. Il y eut une majorité qui soutenait l'opportunité des études sérieuses et suivies pour les femmes, tandis que la minorité optait pour une instruction sommaire, correspondant à celle des officiers de santé. L'opinion de la majorité prévalut pour les études sérieuses et complètes, et la commission élabora un plan d'études de la durée de 5 années (dix semestres) conformément aux études des étudiants en médecine, avec la restriction toutefois des études sur l'épizootie, et de certaines parties de la médecine légale. A l'expiration de 5 années et de l'examen final, les élèves de l'Institut recevraient le titre de «Femmes médecins», et le droit de clientèle des femmes et des enfants.

Le travail de la Commission sous la présidence du prince M. Wolkhonský fut approuvé en principe, par le Conseil de l'Empire, mais la réalisation de l'institut de Médecine pour femmes ne pouvait avoir lieu avant d'avoir réuni les sommes nécessaires aux constructions, l'Institut devant subsister aux frais privés; en plus il fallait encore obtenir l'autorisation d'organiser l'Institut à St.-Pétersbourg.

Cette dernière question eut aussi pas mal de courants contradictoires. Il y eut des opinions pour organiser l'Institut à Moscou; d'autres désignèrent des villes de province; il y eut même une proposition de réléguer l'Institut en Sibérie, dans la ville de Tomsk, où une nouvelle Université pour hommes était en voie d'organisation. Somme toute, il fut décidé que l'Institut de Médecine serait construit à Pétersbourg, dès que les fonds nécessaires seraient réunis.

Il fut encore question un moment de réunir l'Institut de Médecine projeté, avec les Cours de l'instruction Supérieure pour Femmes, qui fonctionnaient dans leur propre local, et possédaient des laboratoires chimiques et des cabinets de sciences naturelles. Tous ces laboratoires étaient inoccupés à cette époque, les Cours ayant été réformés et limités à deux facultés, mathématique et es lettres. Mais ce projet n'eut pas de suite.

C'est alors que quelques uns des anciens professeurs des Cours de Médecine pour femmes, auxquels se joignirent les anciens donataires et un groupe de fervents adeptes des Cours, déployèrent un surcroit de zèle pour ne pas laisser périr le nouvel Institut faute des fonds nécessaires.

C'est de Moscou que vinrent les plus fortes sommes. En plus des capitaux déjà donnés par les époux Schaniawsky, le Général Schaniawsky donna encore 60.000 R., ensuite procura 200.000 R. du capital de l'Ingénieur Berg, dont il était le dispensateur par leg testamentaire; il alloua en plus un revenu de 12.000 R. à l'Insitut pour compléter la somme requise par le Ministère. Mr J. Sibériakoff donna 50.000; Mme Barbe Morosow de Moscou versa également 50.000 R. La famille Sabachnikow 40.000 R. Mr Lépechkine 10.000 R.; il y eut en plus un grand nombre de legs par moindres sommes.

Lorsqu'un capital de 700.000 R. fut réuni, le Ministre de l'Instruction publique présenta au Conseil de l'Empire encore une fois la question de l'Institut de Médecine pour femmes, accompagnée de plans et de devis des architectes, ainsi que des dispositions détaillées concernant les études, élaborées par le futur Directeur de l'Institut le professeur Dr B. von Anrep.

Cette fois l'Institut de Médecine pour Femmes fut approuvé par le Conseil de l'Empire et sanctionné par l'Empereur Nicolas II, à la date du 1 Juin 1895.

Le directeur de l'Institut se mit immédiatement à l'oeuvre, et les constructions commencèrent, dirigées par une commission que présidait le professeur Anrep. Le terrain fut donné par la Municipalité. Le Professeur Anrep voulut bien surveiller lui-même les batisses, et activant le personnel par son énergie, il fit si bien que deux batiments considérables (l'Institut, et le théatre anatomique) furent términés, et le 14 Septembre 1897 l'Institut de Médecine pour femmes fut inauguré. Les leçons du 1ᵉʳ cours commencées le lendemain.

Dès la 1ʳᵉ année l'Institut compta 150 élèves.

L'instruction médicale que reçoivent les élèves de l'Institut correspond identiquement à l'enseignement médical universitaire des étudiants du sexe masculin.

Les études se répartissent en dix semestres et durent 5 années.

Voici un aperçu des statuts de l'Institut.

1) L'Institut de Médecine pour femmes a pour but de procurer une instruction médicale aux femmes et de renchérir surtout sur les études obstétricales, la Gynécologie et la Pédiatrie.

> O b s. L'Institut posséde une Maison d'Internat habitée par les
> élèves venues de province, ou ne pouvant habiter avec
> leur parents.

2) Les fonds dont dispose l'Institut se composent:
- a) des pour cents des capitaux légués par les donateurs;
- b) des donations spéciales faites pour les dépenses de l'Institut;
- c) des subventions;
- d) des sommes versées par les élèves pour l'enseignement *).

3) L'Institut fait partie du Ministère de l'Instruction Publique et se trouve sous les auspices du Curateur de l'arrondissement scolaire de St.-Pétersbourg.

4) L'administration immédiate de l'Institut, ainsi que celle de la maison de l'Internat sont confiées au Directeur, avec le concours, en cas urgents, a) d'un conseil des professeurs de l'Institut, b) d'un conseil administratif, c) d'un comité curatif, d) de l'Inspectrice et des inspectrices adjointes.

---

*) Chaque élève verse 100 roubles par an, répartis en deux payements. Elle a droit à l'enseignement gratuit de tous les professeurs, ainsi qu'à la jouissance de tous laboratoires.

5) Le Directeur, nommé par le Ministre de Instruction Publique, doit faire partie des sommités médicales, et être professeur.

Obs. Le Directeur, s'il le désire, peut se charger d'un des cours faits à l'Institut.

6) Le Directeur préside le conseil des professeurs, le conseil administratif ainsi que le Comité curatif, fixe le jour des séances habituelles, et convoque en outre les dits Conseils et Comité en cas d'urgence.

7) Le Directeur soumet au Conseil des Professeurs, et au Conseil Administratif toutes les propositions faites par le Comité Curatif, ainsi que ses propres projets concernant l'organisation de l'Institut, et veille à ce que les questions mises à l'ordre du jour par les membres des Conseils soient débattues dans un ordre successif, surveille le bon ordre des séances et formule les décisions prises;

8) Toute divergence dans les opinions du Directeur et des membres des Conseils sont soumises à la décision du Curateur de l'arrondissement scolaire de St.-Pétersbourg.

En cas d'urgence, le Directeur décide la question séance tenante et soumet ensuite le protocole de la séance au Curateur.

9) En cas de maladie ou d'absence du directeur, il est remplacé par un des professeurs membres du Conseil administratif, indiqué par le Curateur.

10) Toutes les questions qui concernent l'enseignement fait à l'Institut doivent être débattues par le Conseil des Professeurs.

11) Le conseil administratif de l'Institut se compose du Directeur, de 4 professeurs nommés par le Curateur, de 2 membres élus par le Comité Curatif approuvés par le Curateur, et de l'Inspectrice. Les questions principales de maniement matériel de l'Institut, de son administration intérieure et de sa discipline sont du ressort de ce Conseil.

12) Le Comité Curatif s'occupe des questions pécuniaires de l'Institut. Les membres en sont nommés par le Ministre de l'Instruction Publique et recrutés parmi les personnes qui peuvent contribuer à l'augmentation des ressources de l'Institut.

13) L'activité du Comité Curatif est déterminée par des mesures approuvées par le curateur et le Ministre de l'Instruction Publique.

14) La surveillance des étudiantes, ainsi que la direction de la Maison de l'Internat sont confiées à l'Inspectrice, élue par le Directeur, approuvée par le Curateur et nommée par le Ministre de l'Instruction Publique. L'Inspectrice se choisit des aides inspectrices adjointes, approuvées par le Directeur et nommées par le Curateur.

15) Les cours théoriques et les occupations pratiques dans les cliniques sont confiés aux médecins ayant droit d'enseignement dans les Universités et les Ecoles supérieures. Les cours cliniques dans les hôpitaux sont confiés de préférence aux médecins en chef de ces hôpitaux.

16) Lorsqu'une chaire est vacante à l'Institut, le Ministre de l'Instruction Publique nomme un nouveau professeur, ou bien approuve le candidat proposé par le Directeur et présenté par le Curateur.

17) Le bibliothécaire, les employés de la chancellerie ainsi que le personnel des serviteurs de l'Institut dépendent exclusivement du Directeur.

18) Sont admises comme étudiantes de l'Institut les personnes du sexe féminin agées de 20 à 35 ans. Le nombre des étudiantes de chaque cours est limité par le Ministre de l'Instruction Publique.

19) Celles qui désirent entrer à l'Institut, adressent une supplique au Directeur et y joignent leur certificat de naissance, leur brevet d'instruction scolaire, l'autorisation de leurs parents si elles n'ont pas atteint l'âge de 21 ans; celles qui sont mariées présentent le consentement de leur mari.

20) Les personnes ayant terminé leurs études dans les gymnases ou autres collèges analogues et désirant entrer à l'Institut doivent en outre subir un examen de langue latine d'après le programme obligatoire pour les jeunes gens du sexe masculin, qui veulent entrer à l'Université. Ces examens seront subis dans les gymnases pour hommes. Sont exemptes les personnes ayant suivis et terminés les Cours Supérieurs pour Femmes, et qui ont par conséquent subi les examens de latin; sont exemptes celles qui ont subi les examens dits de maturité (correspondant aux examens des bachelier es lettres).

21) La somme annuelle versée par les étudiantes leur donne droit à tous les cours ainsi qu'aux travaux dans les laboratoires. Cette somme est fixée par le Ministre de l'Instruction Publique *).

Dans les murs de l'Institut ainsi que dans les hôpitaux, les étudiantes sont tenues à revêtir un costume uniforme.

22) L'enseignement à l'Institut a pour objet les études suivantes: a) l'Anatomie; b) l'Hystologie normale et l'Embryologie; c) la Physiologie; d) la Pathologie générale; e) la Pathologie spéciale, la Thérapie, la diagnostique médicale et la Chimie médicale; f) la Chimie; g) la Physique; h) la Minéralogie, la Botanique et la Zoologie; i) l'Anatomie comparée; j) la Pharmacologie, la Récepture et la Toxicologie; l'étude des Eaux Minérales et la Balnéologie; k) l'Anatomie pathologique, l'Hystologie pathologique; l) l'Obstétrique, cours théorique, et cours pratique; Clinique d'accouchement; m) la Gynécologie théorique; n) la Pédiatrie, cours théorique et cours pratique; o) l'Hygiène; p) la Chirurgie, la petite Chirurgie, la grande Chirurgie; p) Cours d'accouchement opératoire, clinique d'accouchement et Clinique de Gynécologie; r) Syphiligraphie et Dermatologie avec les cliniques; s) l'Ophtalmologie avec clinique des maladies des yeux; t) les maladies mentales et les maladies nerveuses, avec les cliniques.

Obs. L'Otyatrie, la Laryngologie, la Rhinologie seront enseignées en dehors des cours de la pathologie et de la thérapie.

23) Les détails de l'enseignement, la distribution des cours et le plan des études de l'Institut seront établis conformément aux études Universitaires, par le Conseil des Professeurs, et approuvé par le Ministre de l'Instruction Publique.

24) La durée de l'enseignement à l'Institut de Médecine se prolonge pendant 5 années et se divise en 10 semestres. De ces 5 années — quatre sont réservées aux études médicales faites à l'Institut; la cinquième année est consacrée aux études cliniques dans les hôpitaux, les maisons d'accouchements etc., sous la direction de médecins expérimentés.

Le Conseil de l'Institut pourra exiger une année d'études supplémentaire, pour celles des étudiantes de 5me année, dont les notions cliniques seraient reconnues insuffisantes.

---

*) Actuellement les étudiantes versent 100 roubles par an, en deux termes.

25) La validité des semestres, les examens de demie année, ainsi que les examens de passage au cours suivant, seront réglementés conformément à ceux des étudiants du sexe masculin, dans les Universités.

26) La préséance du Comité des examinateurs ainsi que les membres de ces Comités sont indiqués par le Ministre de l'Instruction Publique.

27) Les étudiantes qui auront terminé d'une façon satisfaisante le cours complet de l'enseignement de l'Institut (soit 10 semestres) recevront un diplôme de «femme médecin» qui leur donnera droit: a) d'exercer librement la clientèle médicale à l'égal des médecins du sexe masculin; b) de prescrire tous les remèdes; c) en qualité de médecins spécialistes des maladies des femmes et des enfants, elles auront le droit d'occuper des places de médecins dans les gymnases, collèges et couvents de femmes, dans les maisons d'éducation, de refuges, dans les communautés de soeurs de charité, dans les hôpitaux pour femmes, pour enfants, dans les maisons d'accouchement ainsi que dans les bureaux de police médicale à l'usage des femmes; d) dans les chefs-lieux de province, la direction des dispensaires et des hôpitaux principalement affectés aux femmes et aux enfants pourra être confiée aux femmes médecins; e) elles pourront remplir les fonctions d'adjoint auprès des médecins légistes, dans les expertises concernant les femmes et les enfants.

28) Les femmes-médecins ne sont pas autorisées à diriger dans les villes les hôpitaux mixtes ayant des sections pour hommes et pour femmes. Elles sont exemptées d'assister en qualité de médecins aux expertises des soldats lors du recrutement; elles ne peuvent pas être citées de par les tribunaux pour donner des expertises, sans certaines restrictions.

29) Des cours spéciaux de pharmaceutique pourront être annexés à l'Institut de médecine, dans le but de donner accès aux femmes dans les officines et pharmacies. Une autorisation des Ministres de l'Instruction publique et de l'Intérieur sera requise à cet effet.

———

Actuellement (1900) 3 cours fonctionnent à l'Institut de Médecine et comptent environ 500 étudiantes. Celles qui sont venues de province, habitent la maison de l'Internat, construite à coté de l'Institut de Médecine, comme le démontre la photographie qui accompagne cette brochure. Cette maison a été bâtie aux frais d'une Société fondée en 1896, ayant pour but de réunir les fonds nécessaires pour l'accroissement et le perfectionnement de l'Institut. «La Société pour l'accroissement des ressources de l'Institut de Médecine pour femmes» compte actuellement environ 300 membres. L'assemblée générale choisit par vote le Bureau composé de 12 membres qui nomment une présidente, un vice-président, un sécrétaire et un trésorier. La Société possède un terrain cis à coté de l'Institut; lors de l'acquisition de ce terrain l'Empereur Nicolas II a fait une donation de 65.000 roubles à la Société et l'année suivante une seconde donation de 100.000 rbls. pour la maison de l'Internat. Actuellement la maison de l'Internat est habitée par 117 élèves; elle forme un bâtiment de 4 étages, avec un vaste réfectoire où dinent journellement de 200 à 300 étudiantes à raison d'un prix très modique. La maison de l'Internat est pourvue de tout le confort nécessaire. Electricité et eau à tous les étages. Salle de bain, salon avec piano, bibliothèque, journaux, vastes corridors qui servent de promenoir. Chaque chambre contient un excellent lit, un lavabeau avec robinet d'eau chaude et froide, une armoire, un bureau, un bon fauteuil et quelques chaises. Les pensionnaires ont un déjeuner le matin, un diné de 3 plats et un souper le soir. Elle payent 300 rbls par an. L'Internat contient en plus un joli logement habité par l'Inspectrice, Mme Séniawine.

La maison de l'Internat bâtie en 1898/99 par la Société pour l'accroissement des ressources de l'Institut, le fut avec beaucoup de soin et de promptitude, grâce à l'infatigable énergie, et la surveillance entendue de la Baronne Barbe Yxkull, Présidente du Comité de Construction. La maison fut achevée dans le courant d'un peu plus d'une année. Elle revient avec toutes les dépendances: cuisine, buanderie, bains, meubles, vaisselles etc. etc. tout compris, environ 270.000 Roubles, défrayés pas la donation de 100.100 R. faite par S. M. l'Empereur Nicolas II, et le reste versé par la Société de l'accroissement des ressources de l'Institut.

La Baronne Yxkull continue à accorder son gracieux patronage à la Maison de l'Internat et jouit d'un respect et d'une affection tout à fait exceptionnelle de la part des étudiantes.

Le nouveau Directeur de l'Institut, le Professeur Ott, médecin
de S. M. l'Impératrice Alexandra Feodorowna, vient d'obtenir de
la Municipalité de la ville de St.-Pétersbourg l'accès du vaste hôpital
Petropawlowskoï, contenant plus de 600 lits, qui va être organisé
pour l'enseignement du IV cours ouvrant au mois de Septembre
prochain (1900).

Il ne nous reste qu'à formuler des voeux pour que l'entre-
prise utile et humanitaire de l'Institut de Médecine pour Femmes
continue à prospérer, et que ses élèves arrivent à répandre la lu-
mière d'une hygiène bien entendue, ainsi qu'un prompt soulage-
ment des maladies parmi la population si diverse de notre vaste
patrie. Les femmes médecins seront surtout très utiles dans nos provinces de l'extrême Orient, abondant en peuplades musulmanes; d'après
leur rites religieux, les femmes musulmanes ne peuvent sous aucun pre-
texte consulter un docteur du sexe masculin, aussi accueillent elles
avec un singulier empressement les femmes médecins.

A Samarkand, à Taschkent il y a des années que les femmes
médecins dirigent des dispensaires pour femmes et enfants avec le
plus grand succès.

St.-Pétersbourg, 17 Avril 1900.

Pauline Tarnowsky F.-M.

—◦—❊—◦—

Дозв. ценз. СПБ., 11 Мая 1900 г.   Тип. Р. Голике.